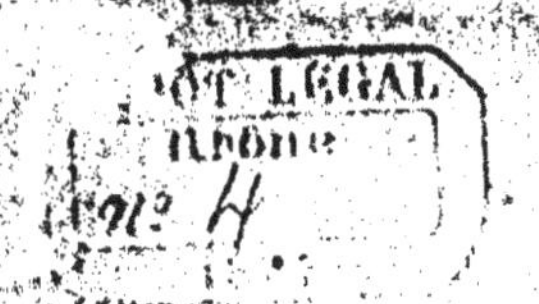

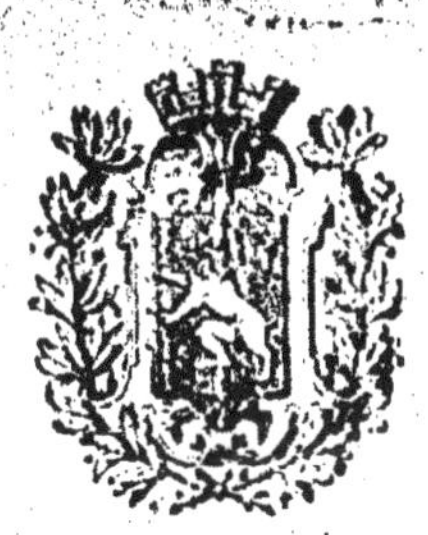

Dr Adolphe JACQUEMIN
Médecin stagiaire au Val de Grâce

DE CERTAINS GRANDS ACCÈS FÉBRILES
DE LA DÉFERVESCENCE
DE
LA FIÈVRE TYPHOÏDE

A.-H. STORCK, ÉDITEUR
LYON

Dr Adolphe JACQUEMIN
Médecin stagiaire au Val de Grâce

DE CERTAINS GRANDS ACCÈS FÉBRILES
DE LA DÉFERVESCENCE
DE
LA FIÈVRE TYPHOÏDE

A.-H. STORCK, ÉDITEUR
LYON

A MES PARENTS

A MES FRÈRE ET SŒUR

A MON PRÉSIDENT DE THÈSE

Monsieur le Professeur BARD

A Monsieur le Docteur BOUVERET

A MES MAITRES

A MES AMIS

PRÉFACE

La joie que nous éprouvons d'être arrivé à la fin de nos études médicales ne nous fait pas oublier la reconnaissance que nous devons à tous ceux qui nous ont aidé dans cette tâche soit par leur amitié, soit par leur dévouement.

Nos parents ont les premiers droit à notre gratitude ; ils se sont constamment dévoués pour nous sans réserve, principalement dans les circonstances difficiles, comme cette fièvre typhoïde qui vint nous frapper si durement, il y a deux ans passés.

Nous remercions sincèrement nos maîtres de la Faculté de Lyon pour la sollicitude avec laquelle ils se sont consacrés à notre éducation scientifique.

Nous remercions de même nos chefs de l'Ecole de Santé militaire à qui nous sommes redevables de nos premières notions médicales.

Nous devons un témoignage spécial à M. le médecin principal de 2ᵉ classe Pierrot, sous-directeur de l'Ecole, et à M. le médecin-major Janot qui nous ont porté un intérêt particulier.

M. le docteur Bouveret nous a fait l'honneur de nous indiquer le sujet de cette thèse, il nous a même aidé de ses conseils. Qu'il accepte l'hommage de ce travail bien imparfait. Nous garderons le meilleur souvenir de ses excellentes cliniques au lit du malade.

M. le professeur Bard a bien voulu accepter la présidence de cette thèse. Nous lui adressons nos remerciements.

Nous garderons le meilleur souvenir de nos camarades de promotion, et particulièrement de ceux de la Faculté de Nancy, avec lesquels nous n'avons cessé d'entretenir les relations les plus intimes et les plus affables.

AVANT-PROPOS

La fièvre typhoïde présente à la période de décours les accidents les plus variables. Nous nous sommes proposé d'étudier une complication particulière, qui, pour être rare, ne mérite pas moins d'être signalée, car elle déconcerte ordinairement l'observateur qui en est témoin. Il s'agit de grands accès fébriles, survenant au moment de la défervescence de la dothiénentérie, assez semblables à des attaques de fièvre paludéenne, et ne s'accompagnant d'aucune lésion organique constatable.

Le thermomètre, mieux que tout autre moyen d'investigation, permet de reconnaître les irrégularités de la maladie. Le plus souvent, une élévation de température qui vient altérer le cycle ordinaire de l'évolution typique fait découvrir une lésion survenue dans un organe quelconque, cœur, poumons, plèvre, reins, muscles, etc..., et dans ce cas, elle revêt le type habituel de la réaction propre à chacun de ces organes. On sait combien est fréquent ce genre de complications au déclin de la fièvre typhoïde.

Outre ces manifestations fébribles facilement explicables, la période de déferveseence en présente d'autres dont la cause échappe aux recherches les plus minutieuses, elles semblent constituer par elles-mêmes tout le processus pathologique.

Tous les auteurs signalent de ces mouvements fébriles légers qui ne s'accompagnent apparemment d'aucune localisation anatomique particulière. Ils les attribuent en général à la reprise de l'alimentation et les désignent assez communément sous le titre de *Febris carnis.* La courbe de cet accident, d'une durée variable, est régulièrement ascendante, puis descendante, sans présenter dans son développement des écarts de grande amplitude. Ce phénomène essentiellement bénin passerait assurément inaperçu sans le secours du thermomètre.

Les faits dont nous voulons parler sont eux aussi, avant tout, des accidents thermiques, car l'examen attentif des organes accessibles à l'investigation clinique ne permet pas d'en affirmer l'origine. Mais ils ont une physionomie bien spéciale qui les met à part des précédents.

On trouve peu de chose à ce sujet dans les traités consacrés à la fièvre typhoïde. C'est qu'il s'agit, en effet, d'un phénomène rare. M. le docteur Bouveret (*Lyon médical*, 1892) a attiré particulièrement l'attention sur ce genre de complication dont il a réuni plusieurs cas sous la dénomination de « Grands accès fébriles de la défervescence de la fièvre typhoïde. »

Si nous avons osé aborder une question aussi délicate, c'est que nous-même, au cours d'une atteinte récente de dothiénentérie, avions présenté un fait de ce genre. Nous nous sommes empressé, sur la proposition de

M. le docteur Bouveret, de réunir ce cas à ceux que lui-même avait publiés ; nous y avons adjoint la seule observation que nous ayons découverte dans la riche collection mise gracieusement à notre disposition par M. le professeur Bard.

D'ailleurs, notre but n'est pas de démontrer la nature de ces phénomènes qui se prêtent mieux à l'hypothèse qu'à l'observation ; nous voulons faire ressortir l'importance du diagnostic différentiel en vue du pronostic particulier que revêtent ces accidents.

HISTORIQUE

—

Dans les nombreux écrits qu'a suscités l'étude de la fièvre typhoïde, on trouve à peine mentionnée cette complication thermique de la défervescence; en tout cas elle n'est pas décrite d'une façon bien explicite.

Wunderlich (*Traité de la température dans les maladies*) englobe toutes les modalités du décours de la dothiénentérie dans le stade amphibole auquel il attribue une durée illimitée, avec toutes les variations possibles. Cependant il signale la fréquence de troubles thermiques pendant la convalescence même, les uns imputables à la reprise de l'alimentation ou à une visite d'amis, les autres survenant sans motif appréciable. La température est habituellement le seul signe qui les fasse reconnaître. Ils peuvent se répéter jusqu'à trois fois chez le même individu.

Griesenger (*Traité des maladies épidémiques*), divisant le cours de la fièvre typhoïde en deux périodes, reconnaît que la seconde période présente souvent des élévations de température atypiques dues à des complications connues ou encore inconnues. « Dans beaucoup de cas, écrit-il, lors d'une élévation de température nouvelle et atypique survenue dans la deuxième période, nous ne sommes pas en état d'en trouver l'explication dans les organes, les sécrétions ou les influences nuisibles reconnaissables. »

Charvot (*Thèse Paris 1871. Temp. dans la convalescence de F. typhoïde*) rapporte plusieurs observations où l'on trouve au moment de la défervesvence et jusqu'en pleine convalescence des exacerbations fébriles sans cause apparente, sans parler des symptômes concomitants : « Pour ce qui est de la défervescence, dit-il, elle présente parfois des élévations thermiques inexpliquées : ces exaspérations vespertines sans complication ne sont que des pointes de température de durée éphémère et dont on ne doit pas tenir compte. »

Carville (*Thèse Paris 1872. Temp. dans la F. typhoïde*) signale ainsi les irrégularités de décours de la fièvre typhoïde : « Quelquefois, la défervescence est interrompue par des fluctuations tantôt modérées, tantôt colossales, ou par une élévation isolée de la température du soir, ou enfin par plusieurs élévations séparées par un retour de la température au chiffre normal. »

Bourneville (*Notes et Observ. cliniques et thermométriques sur la F. typh. Paris 1874*), Hutinel (*Thèse d'agrég. Paris 1863. Etude sur la conval. et les rechutes de la F. typhoïde*), et surtout Bernheim (*Leçons cliniques 1877. Société de méd. de Nancy 1874. Congrès de méd. de Nancy 1896*) ont traité tour à tour cette question de la fièvre de la convalescence de la dothiénentérie.

Cependant nous ne pouvons demander à ces témoignages qu'un appui relatif pour l'étude de cette forme particulière que M. Bouveret a désignée sous le titre de « Grands accès fébriles de la défervescence de la fièvre typhoïde. »

La description clinique sera le meilleur argument pour démontrer qu'il s'agit là d'un accident bien spécial dans le décours de la fièvre typhoïde.

DESCRIPTION

—

Nous ne pouvons mieux donner une idée de ces accès fébriles qu'en rapportant simplement le résumé du premier cas observé par M. Bouveret.

« Un homme de quarante ans est atteint d'une fièvre typhoïde qui peut passer pour légère, puisque la première période fébrile excède à peine quinze jours. La convalescence est prochaine, et la température du soir est à 38°4, lorsque brusquement éclate un violent accès fébrile, en tout semblable à un fort accès de fièvre paludéenne.

Cet accès dure douze heures et ne laisse aucune trace. Après une semaine entière d'un état fébrile très modéré, survient un deuxième accès, très comparable au premier.

« Deux jours plus tard, se produit un troisième accès, suivi, après un intervalle de cinq jours, d'un quatrième accès, celui-là d'une extrême violence, qui élève la température à 41°7 et inspire les plus vives inquiétudes. Cet accès est le dernier. Après une courte période fébrile, la température revient définitivement à la normale et le malade est guéri. Dans l'intervalle des accès, l'état général fut toujours excellent »

Les autres observations sont plus ou moins conformes à cette sorte de type. D'une manière générale, la dothiénentérie est en voie de régression, la période d'état est nettement franchie : les symptômes typhiques proprement dits, diarrhée, météorisme, fuliginosités ont disparu.

La défervescence commencée s'accomplit graduellement, faisant espérer une convalescence imminente, ou bien celle-ci s'affirme déjà par une apyrexie complète datant de plusieurs jours, lorsque subitement, vers le soir en général, sans que rien ait pu le faire prévoir, éclate un violent accès fébrile.

Le malade éprouve un frisson plus ou moins violent, il se met parfois à claquer des dents, à trembler de tous ses membres ; la sensation de froid peut être telle qu'il réclame une bouillotte pour se réchauffer les pieds.

Peu à peu, il se fait une réaction complète : au frisson succède une période de chaleur intense, avec rougeur de la face et quelquefois un peu d'agitation. Le délire ne réapparaît pas. La respiration et le pouls sont accélérés comme dans toute manifestation fébrile. Le fastigium est atteint rapidement : le thermomètre marque un degré variable, parfois très élevé ; il peut monter jusqu'à 41° et même 41°8 (Obs. I). La durée de l'hyperthermie semble tout à fait indéterminée.

A la fin reviennent, avec la chute de la température, dans le cours de la nuit en général, des sueurs ordinairement abondantes, profuses quelquefois : le sujet de l'observation II dut être asséché jusqu'à quatre fois à la suite d'un accès qui dura à peine quelques heures.

Le sujet sort de cette crise un peu fatigué ; l'accès terminé il s'endort paisiblement. Le lendemain au matin, la fièvre a disparu, ou du moins elle a baissé d'une quantité notable.

On s'attend en face de tels symptômes à découvrir facilement quelque complication grave comme une rechute, ou un large foyer de suppuration, une septicémie généralisée, etc... Or, malgré l'examen le plus attentif et le plus approfondi, on ne réussit à découvrir dans aucun organe le prétexte de cette fièvre qui semble pourtant dénoter un trouble sérieux. La cause semble être de la nature de celles qui échappent à l'investigation clinique.

L'intestin n'est assurément pas le siège d'une nouvelle poussée inflammatoire : ni la diarrhée, ni le ballonnement ne réapparaissent. Le cœur, le poumon, le rein, etc., ne manifestent aucun signe particulier de souffrance. La rate peut rester grosse, sans qu'il survienne rien de nouveau de ce côté. Le tégument cutané est intact, exempt de toute ulcération. Le malade de son côté ne signale aucune douleur, ni aucun trouble fonctionnel. Son état ne semble d'ailleurs pas sensiblement modifié.

Dans les cas les plus simples, un seul accès vient interrompre la descente progressive de la courbe, déterminant ainsi un crochet isolé au-dessus des chiffres avoisinants. L'incident terminé, la convalescence reprend son cours et s'établit définitivement (Obs. II). D'autres fois les exacerbations sont multiples, provoquant à chaque récidive les mêmes symptômes analogues à ceux d'un accès malarique. Elles se reproduisent tantôt plusieurs jours consécutifs (Obs. III, IV), tantôt à intervalles indéterminés et irréguliers de manière à simuler une intermittence plus ou moins parfaite (Obs. I, V, VI).

Ces incidents thermiques persistent parfois très longtemps : dans l'obs. VI, le dernier accès se produisit soixante-six jours après le début de la maladie. On pourrait à juste titre craindre que la fièvre par elle-même finisse par compromettre définitivement la guérison ; cependant l'hyperthermie ne contitue un danger grave que si elle est excessive et si elle se maintient, d'une manière continue. D'ailleurs, dans tous les cas rapportés ici, la convalescence simplement retardée s'est terminée favorablement et s'est même effectuée avec une grande rapidité.

En somme, ces mouvements fébriles, qu'ils soient de nature identique ou différente, ont des caractères cliniques communs suffisants et assez caractéristiques pour constituer un groupe de faits bien spéciaux aux yeux de l'observateur : l'apparition inopinée de ces accès au moment de la défervescence, les frissons et les sueurs qui les accompagnent, la forme franchement rémittente ou intermittente qu'ils revêtent, le contraste qui existe entre leur intensité et le défaut de lésions anatomiques constatables, enfin l'établissement rapide de la convalescence après leur disparition.

ETIOLOGIE

—

Les circonstances au milieu desquelles apparaissent les accès fébriles paraissent tout à fait variables et par conséquent difficiles à déterminer.

Dans les cas rapportés ici, la diarrhée a disparu complètement, faisant parfois place à une constipation plus ou moins opiniâtre. Celle-ci est-elle une simple coïncidence? Elle est, en effet, assez fréquente à cette période de la fièvre typhoïde. Cependant la stase des matières fécales pourrait bien jouer un rôle important: outre que les résidus des matières alimentaires renferment des principes très toxiques, comme l'ont démontré les expériences de Roger, la stase par elle-même peut encore favoriser la résorption des produits nocifs à travers l'intestin ulcéré.

Certains auteurs ont incriminé les épidémies; les retours fébriles y seraient plus fréquents. Les observations IV et V ont trait à des cas épidémiques; l'observation VI relate un cas sporadique; les autres ne font pas mention de ce caractère.

La reprise de l'alimentation ne peut être mise en cause,

les sujets de nos observations n'avaient pas cessé de prendre quelque aliment pendant tout le cours de la maladie, au moins du lait. D'ailleurs les poussées fébriles ne coïncident pas avec des changements de régime.

Les diverses conditions qui affaiblissent particulièrement l'organisme semblent favoriser ce genre de complication : par exemple une affection antérieure (obs. II, IV, V, VI), ou bien une évolution grave du processus typhique par suite de la prolongation de la période d'état (obs. III, 35 jours), ou par l'effet d'une rechute (obs. IV, V, VI).

DIAGNOSTIC

—

Est-il possible de reconnaître ces acidents fébriles et de les distinguer d'avec les troubles multiples qui peuvent modifier au cours de la convalescence la marche de la température ? Nous avons vu qu'ils présentent des caractères bien déterminés, mais ils offrent néanmoins des analogies qui pourraient les faire confondre avec des phénomènes morbides différents.

On pourrait tout d'abord croire à une rechute. Ce mode de réversion de la maladie, avec frissons et réapparition brusque de la fièvre, pour être rare, n'en est pas moins signalé par M. Jaccoud *(Cliniques de la Pitié 1883)*. Mais l'illusion se dissipe bien vite : il ne survient ni diarrhée, ni météorisme, ni éruption nouvelle de taches rosées. L'idée d'une rechute purement fébrile doit même être écartée, car la fièvre tourne court et se maintient rarement plus d'un jour sans rémissions profondes, tandis que la rechute s'accompagne d'un cycle thermique continu analogue à celui de la première atteinte.

L'hypothèse de paludisme ne peut manquer de se présenter à l'esprit. La ressemblance n'est-elle pas frappante entre les accès que nous avons décrits et ceux de la fièvre à quinquina? On y remarque les mêmes stades de frissons, de chaleur, de sueurs. Parfois même on trouve au décours de la fièvre typhoïde une sorte d'intermittence plus ou moins régulière.

D'ailleurs on connaît la promiscuité possible de ces deux processus pathologiques dans les pays à malaria, où les individus peuvent subir un double contage. Cette fièvre typhoïde bâtarde, que les Anglais nomment « *typho-malaria fever*, débute comme une attaque de paludisme par des accès intermittents qui finissent par aboutir à une fièvre continue; rarement ils occupent la période terminale. N'est-ce pas à cette affection que l'on aurait affaire? Mais la typho-malaria est une maladie grave pendant tout le cours de son évolution, s'accompagnant de tuméfaction du foie et de la rate, d'un aspect terreux du visage, de vomissements et parfois même d'ictère. En outre nos sujets d'observation n'ont à aucun moment de leur existence été exposés à s'infecter du germe paludéen. Enfin les accès se sont montrés constamment rebelles à l'action de la quinine.

« Beaucoup de maladies simulent la fièvre intermittente et sont l'occasion de nombreuses erreurs de diagnostic. On peut même affirmer que, dans les pays non paludéens, il se diagnostique plus de fièvres intermittentes sur des malades qui n'en n'ont pas que sur ceux qui en sont réellement affectés. » (*Racle. Traité de diagnostic médical.*)

Dans certains cas, où les élévations de température se reproduisent avec persistance, on pourrait être facilement porté à invoquer la tuberculose. En effet, « dans la convalescence des maladies aiguës, telles que la pneumonie, la fièvre typhoïde, des élévations irrégulièrement périodiques doivent faire soupçonner une complication d'origine tuberculeuse. » *(B. Pailhas — Thèse Paris 1886. Des élévations périodiques de la temp. dans les maladies)*. Cette hypothèse paraît d'autant plus plausible que la dothiénentérie se complique fréquemment de troubles pulmonaires, congestions passagères ou simples hypostases, pneumonies précoces ou tardives. L'auscultation suffit à préciser le diagnostic. De plus, la disparition rapide des variations fébriles démontre que l'on n'a pas affaire à une altération profonde comme celle déterminée par l'infection tuberculeuse. La recherche des bacilles, ainsi qu'elle fut pratiquée dans l'observation V, vient fournir un élément important de diagnostic.

La pyohémie engendre des exaspérations fébriles assez semblables à celles que nous étudions ; mais elle jette rapidement le malade dans un état très grave auquel il ne tarde pas à succomber. On aura donc écarté bien vite cette hypothèse si l'on n'observe qu'une seule poussée de température, ou bien si après plusieurs accès l'état du sujet ne paraît pas sensiblement aggravé.

Ne s'agirait-il donc pas en fin de compte d'un foyer de suppuration profonde, évoluant d'une manière sourde et latente, sans produire d'autre symptôme que des élévations de température ? Assurément cette idée pourra légitimement rester en suspens pendant plusieurs jours dans l'esprit de l'observateur. Pourtant elle est déjà peu compatible avec la production d'un seul accès fébrile (obs. II), avec l'intégrité à peu près complète de l'état général entre les accès ; de plus on n'observe aucune irruption de pus ni par le tégument cutané, ni par les selles soigneusement examinées à cet effet. Le malade ne se plaint d'ailleurs d'aucune douleur profonde. Il paraît donc peu vraisemblable qu'un abcès puisse produire des symptômes parfois aussi intenses sans même faire soupçonner son siège.

Après avoir ainsi éliminé successivement les diverses complications ordinaires de la fièvre typhoïde, on sera bien obligé de reconnaître l'impuissance de l'observation clinique en face d'accidents aussi obscurs, et de se contenter d'une interprétation rationnelle de ces faits.

PATHOGÉNIE

Si la clinique n'arrive pas à déceler la raison de ces phénomènes, nous devons cependant en rechercher l'interprétation à l'aide des données de la physiologie.

Nos accidents thermiques sont imputables soit à l'invasion de microorganismes nouveaux dont l'action s'est substituée à celle du bacille typhique, soit à un complément d'évolution de la maladie qui achèverait son cours par des sortes de crises, ou bien encore à la résorption de poisons insuffisamment éliminés.

La première hypothèse n'est autre que la question des infections secondaires. C'est là, en effet, qu'il faut chercher l'origine la plus ordinaire des complications qui surviennent chez l'individu au déclin de la dothiénentérie.

L'organisme affaibli par une lutte prolongée contre la maladie, se trouve livré sans résistance à la merci de toute influence nocive. Les brèches sont d'ailleurs multiples, par où peuvent pénétrer les germes pathogènes : l'intestin, tout couvert d'ulcérations après la chute des escharres est la voie la plus facile ; la parotide, les amygdales, les ulcérations laryngo-pharyngées, les bronches, le poumon sont autant de chemins tracés à l'infection secondaire (Brouardel et Thoinot) ; peu importe donc que le tégument cutané soit ulcéré ou intact. Les fermentations anormales dont l'intestin est le siège ne peuvent que favoriser la virulence des microorganismes : le microbisme latent se réveille, les germes vulgaires peuvent devenir eux-mêmes infectieux. Tous ces agents pathogènes, streptocoques, staphylocoques, coli-bacilles, saprogènes divers se répandent facilement dans le sang et les tissus où leur pullulation est favorisée par le défaut de résistance de ceux-ci (Brouardel, *Traité de médecine* 1895).

Il en résulte les accidents les plus divers : ici, c'est une inflammation localisée à un organe et facilement constatable (endocardite, péricardite, phlegmasie pulmonaire, pleurésie, péritonite, phlébite, néphrite, ostéite, abcès divers, suppurations multiples) ; ailleurs on observe plutôt une sorte d'infection généralisée, avec troubles généraux graves outre les altérations particulières.

Pour ce qui est de ce dernier mode de complication, il s'agit, à proprement parler, de la septicémie secondaire. « Aurions-nous affaire, écrit M. Bouveret, à une infection de cette nature? je ne le crois pas. La septicémie est une complication fort grave de la fièvre typhoïde. J'en ai rencontré plusieurs exemples, et la plupart des malades ont succombé. Les accès fébriles de cette septicémie sont aussi caractérisés par de grands frissons et de hautes températures, mais ils se répètent plus souvent, et l'on n'observe pas entre ces accès une période intercalaire longue de huit jours, durant laquelle l'état général reste excellent, au point que le patient peut paraître convalescent ou même déjà guéri.

« La septicémie de la dothiénentérie s'accompagne communément de lésions locales, surtout de broncho-pneumonies et de pleurésies à tendance suppurative. Ces localisations ont fait défaut chez mes malades.

« Si ces arguments n'entraînent pas la conviction et qu'on veuille attribuer à une septicémie secondaire les grands accès fébriles que j'ai décrits, on est cependant bien obligé de reconnaître qu'il s'agit là d'une espèce très particulière et très bénigne de la septicémie secondaire, espèce à coup sûr très distincte des formes communes et graves du déclin de la dothiénentérie. Or une telle distinction ne manque pas d'intérêt au point de vue du pronostic. »

Il est bien possible, en effet, qu'une infection secondaire engendre les conditions de la fièvre sans produire aucune suppuration : la propriété pyogénique n'appartient qu'à un nombre restreint de germes pathogènes.

Mais il n'est pas nécessaire de faire appel à un élément étranger ; on trouve une explication suffisante des accès fébriles de la défervescence dans l'étude du processus typhique lui-même. Un fait vient à l'appui de cette manière de voir, c'est qu'on observe des accidents semblables à la suite d'autres maladies qui n'ont de commun avec la fièvre typhoïde que leur caractère infectieux, telles la scarlatine, la rougeole, la pneumonie.

La dothiénentérie ne se termine pas brusquement, il subsiste encore longtemps après la disparition des derniers symptômes, des vestiges de son passage. C'est ainsi que, longtemps après tout phénomène morbide, on retrouve le bacille d'Eberth dans la vésicule biliaire (Gilbert et Girade, Chiari, Dupré, etc...) ; « dans certains cas de périostite post-typhique, si tardive que celle-ci ait été, le microbe typhique existe plein de vie et d'activité » (Orloff); il a été décelé maintes fois dans des abcès tardifs.

Les poisons engendrés au cours de la maladie ne sont encore qu'incomplètement éliminés : le sang, milieu vital par excellence, est chargé d'extractifs et de ptomaïnes, impropre à assurer l'assimilation et la désassimilation des tissus (Robin. *Leçons cliniques et thérapeutiques*) L'organisme est encore imprégné des déchets de la maladie. Les tissus sont imbibés de poisons pathogènes dont l'excrétion sera longue et pénible (Labaste, thèse Lyon 1893, *Etude sur la conval. de la F. typh.*) L'hypertoxicité urinaire, qui est la règle pendant la maladie, subsisterait quatre ou cinq semaines après la cessation de la fièvre (G. Roque et Weill, *Revue de Méd.* Paris 1891).

Une nouvelle cause d'empoisonnement résulte « du rétablissement des circulations locales dans les points lésés de l'intestin, de la rate et des ganglions mésentériques, organes qui paraissent être les principaux foyers d'élaboration des principes pyrétogènes » (Bouveret). La stase des déchets alimentaires fréquente à cette période de la maladie ne peut que favoriser ce résultat.

« La violence des symptômes de l'accès fébrile, et particulièrement du frisson, s'explique fort bien par la grande impressionnabilité des centres thermogènes au déclin d'une fièvre de longue durée ».

« Il n'est donc pas impossible que, dans certaines conditions, l'agent virulent de la maladie première puisse produire quelques phénomènes morbides étrangers au tableau clinique de la maladie. Cette hypothèse est bien permise quand il s'agit de symptômes bien différents de ceux que provoquent habituellement les agents des infections secondaires ». (Bouveret).

La reviviscence du bacille typhique n'est même pas nécessaire à la production des retours fébriles, les déchets qui encombrent l'organisme sont une raison suffisante de la fièvre, indice de leur destruction.

En somme la question est basée sur des éléments trop mobiles et trop indéterminés pour qu'on puisse y répondre d'une manière catégorique. Nous sommes réduits à l'hypothèse là où il faudrait plutôt une expérimentation ferme et positive, si elle était possible. « Savons-nous, dit Hutinel, ce qui se passe dans l'intestin, dans les ganglions du mésentère ou du médiastin, dans la rate, etc... dans tous ces organes profondément situés, difficilement accessibles à l'examen, qui ont été lésés gravement dans la fièvre typhoïde et qui, à l'occasion de la reprise de l'alimentation ou d'une autre cause qui nous échappe, sont peut-être le siège d'une poussée phlegmasique. »

PRONOSTIC

S'il est difficile de déterminer la nature exacte de ces accidents thermiques, on n'en n'est pas moins autorisé à formuler un pronostic simple et uniforme, ce qui a bien son importance dans le cas particulier. En effet, la convalescence de la dothiénenterie est une période que l'on doit surveiller attentivement, le thermomètre à la main : la rechute est ici particulièrement fréquente, les complications les plus diverses peuvent survenir d'un moment à l'autre, même longtemps après le déclin de la maladie.

Aussi, le médecin vigilant, à l'affût du moindre retour de la fièvre, s'inquiète-t-il vivement, lorsqu'il voit son malade en proie à un frisson intense; ses craintes ne font qu'augmenter quand il remarque la rapide montée de la température qui s'élève parfois jusqu'au delà de 41°. Devant ce mode de reprise de la fièvre il tient sans doute pour suspecte l'idée d'une rechute, mais celle d'une suppuration grave lui paraît bien vraisemblable. Mais, si le lendemain la fièvre a tourné court, si l'accès a fait place à une température normale ou du moins peu distante de la normale, si le malade n'éprouve aucun malaise et sent renaître le calme et l'appétit, si l'examen minutieux des organes n'a pas réussi à faire découvrir la cause de l'exaspération thermique, qu'on se rassure, il s'agit d'un événement bénin.

Malgré les frissons intenses, malgré l'élévation considérable de la température, malgré les sueurs abondantes, l'incident se termine favorablement. — L'état général est à peine influencé, quand il se produit un seul accès, le malade est abattu après la crise, mais la langue reste bonne, la diarrhée ne réapparaît pas. La convalescence simplement retardée, reprend ensuite son cours.

Il n'en va pas toujours si simplement. Les accès fébriles peuvent se reproduire plusieurs fois, à jours suivis, ou à intervalles indéterminés, se répétant parfois d'une façon désespérante. On peut craindre que ces retours multipliés de la fièvre ne finissent par épuiser peu à peu l'organisme qui fournit les éléments de cette combustion. Des poussées thermiques trop élevées ou trop prolongées suffisent par elles-mêmes à déterminer des troubles graves de l'économie, tels que la cachexie et l'hydrémie. La convalescence est ajournée jusqu'à disparition complète de la fièvre ; elle peut même sembler compromise.

Cependant tant que la fièvre reste passagère avec de grandes rémittences tant qu'on ne réussit à découvrir aucune lésion organique, il faut garder bon espoir. A la fin, les accès s'éteignent subitement, ou bien ils s'atténuent peu à peu, faisant définitivement place au processus réparateur.

Il est même remarquable combien, dans certains cas, l'état général est peu touché par ces retours multiples de la fièvre : elle semble aussi bénigne que prompte à réapparaître. M. le docteur G. Pailhas a publié (*Languedoc médical* 1893) un cas de grands accès fébriles de la défervescence de la fièvre typhoïde qu'il rapproche de ceux publiés par M. Bouveret et qui s'est terminé par la mort du sujet. Mais cette observation n'a de commun avec celles rapportées ici que l'apparence des grands accès, c'est-à-dire des frissons répétés; on n'y trouve pas ces grandes oscillations rémittentes, la température s'y maintient constamment, même le matin, à 39° ou 40°, signe d'un pronostic très grave. De plus, des douleurs très vives au niveau de la rate, avec ballonnement du ventre, puis une « véritable débâcle de gaz intestinaux et de matières jaunes et noires particulièrement fétides » après laquelle le météorisme disparaît, nous semblent bien l'indice d'une suppuration profonde. D'ailleurs l'état général de la malade fut gravement altéré dès le début : les traits étaient étirés, les yeux enfoncés, dès le premier frisson.

Ce n'est pas avec la présence de symptômes aussi graves qu'il faut compter sur la guérison.

TRAITEMENT

Plusieurs auteurs vantent l'efficacité de la quinine pour combattre les variations de la température au cours de la convalescence. Elle agirait, en effet, sur les agents régulateurs de la température, lesquels sont fort incriminés dans ces accidents pathologiques.

Dans le cas particulier, ce médicament s'est montré d'une inefficacité à peu près complète à l'égard des accès fébriles, ce qui est d'autant plus frappant qu'ils ressemblent à première vue à ceux de la fièvre malarique. Il est donc inutile d'ajouter cette substance à toutes celles que le malade a déjà absorbées pendant la période aiguë de la maladie.

L'indication la plus importante semble être de soutenir les forces de résistance de l'organisme pour lui permettre de lutter avec plus d'énergie contre la fièvre; dans ce but, on alimentera le malade dans la mesure du possible, on lui administrera des toniques, tels que du vin, du café alcolisé. Enfin on veillera au bon fonctionnement de l'intestin, en combattant surtout la constipation qui pourrait faciliter la résorption des principes nuisibles.

OBSERVATION I

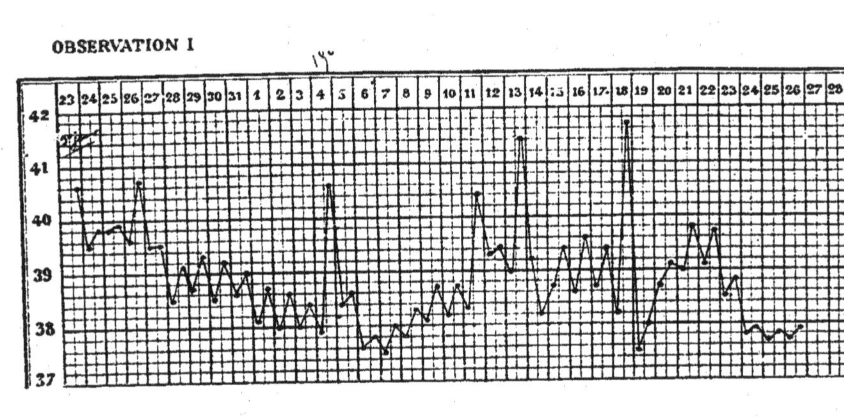

OBSERVATIONS

OBSERVATION I (M. Bouveret, *Lyon médical*, 1892)

S. R..., âgé de 40 ans, n'a jamais été sérieusement malade. Il souffre seulement de quelques hémorrhoïdes et d'une constipation habituelle.

Du 19 au 20 décembre 1888, le malade est pris d'un état fébrile qui débute par de petits frissons, de la céphalalgie, des douleurs lombaires et de l'accablement des forces. Dans la soirée du 23, la température s'élève déjà à 40°,6. Aux symptômes précédents s'ajoutent de l'anorexie, un état saburral de la langue, de la constipation, des sueurs assez abondantes, une prostration croissante. Le diagnostic est encore incertain ; fièvre typhoïde ou embarras gastrique fébrile. Le traitement consiste en laxatifs et sulfate de quinine.

Le 26, il est certain qu'il s'agit d'une dothiénentérie : épitaxis, douleur et gargouillement dans la fosse iliaque, diarrhée, taches rosées sur la paroi abdominale, température du soir à 40°,7. D'ailleurs la petite fille du malade vient d'être atteinte de la fièvre typhoïde dans la même maison — Traitement : lavements froids, quinine, lait et vin.

Les jours suivants, les symptômes, loin de s'aggraver, semblent plutôt s'améliorer rapidement. Le 3 janvier, la température oscille de 37°,9 à 38°,4 et l'état du patient est tout à fait satisfaisant.

Le 4 janvier, dans la soirée, éclate un violent accès fébrile, précédé d'un frisson très intense qui dure une heure et pendant lequel le patient claque des dents et tremble de tous ses membres. On donne aussitôt 1 gramme de bromhydrate de quinine. La température s'élève à 40°, 6, puis après une sudation copieuse, elle descend en douze à quatorze heures à 38°,4. Le patient n'accuse aucune douleur locale, aucun trouble fonctionnel, et l'examen le plus méticuleux ne permet de découvrir aucune complication locale. L'accès passé, il reste un peu d'abattement, mais l'état général est excellent.

Pendant la semaine suivante, la courbe thermométrique présente un léger mouvement ascensionnel; au début de cette période, elle oscille de 37°,6 à 38°, et vers la fin de 39°,2 à 39°,6. On remarque une nouvelle éruption discrète de taches rosées. Mais l'état général est toujours satisfaisant et l'on ne constate aucune complication.

Le 11 janvier, également dans la soirée, éclate un second accès fébrile avec fort frisson, en tout semblable au premier accès. Il dure douze à quatorze heures et se termine par une abondante transpiration. Mais la température ne revient pas à la normale; immédiatement après l'accès et les jours suivants elle reste au-dessus de 39°. — Sauf un peu d'abattement, l'état général du malade reste toujours très bon. La langue est humide, il n'y a pas trace de fuliginosité, pas d'adynamie, aucun trouble fonctionnel, ni cérébral, ni thoracique, ni abdominal. L'examen minutieux et répété de tous les organes reste absolument négatif. Il n'y a rien autre à noter que la persistance de quelques taches rosées et la présence de quelques râles de bronchite aux bases des poumons. On continue le bromhydrate de quinine.

Le 13 janvier, troisième accès, semblable encore aux précédents. Après cet accès, la température oscille pendant cinq jours de 38°,2 à 39°,6.

Le 14 janvier, apparaît un quatrième accès, celui-là plus intense que tous les autres. Le frisson dure plus d'une heure et demie, avec une telle violence que le patient secoue fortement son lit et ses couvertures. Pendant le stade de chaleur, le thermomètre monte à 41°, 7; la respiration est accélérée et anxieuse; les battements du cœur, forts et précipités, sont à 110 à la minute. Le malade vomit. Il est très prostré, mais il ne délire pas. On pratique une injection hypodermique de 1 gr. de bromhydrate de quinine. Au bout de douze heures, la sueur apparaît et la température commence à baisser. Elle tombe rapidement à 38°,6, puis à 37°,5, minimum qu'elle ne dépasse pas.

Ces quatre accès se sont produits sans périodicité régulière. Ils ont toujours débuté dans la soirée. Enfin, la malaria n'existe pas dans le pays, et nous sommes au cœur de l'hiver. Ajoutons encore que la quinine n'a pas empêché le retour des accès.

Le 19, je vois le malade avec MM. Pangon et La Saigne (de Saint-Vallier). A 10 heures du soir, la température est à 38°. Le patient n'a pas du tout l'aspect d'un homme gravement atteint. Il est un peu abattu et surtout effrayé par le grand accès qu'il vient d'éprouver, mais son facies et son état général sont satisfaisants. Je cherche à mon tour la cause de ces grands accès fébriles : intégrité absolue du tégument, ni abcès, ni rougeur de la peau partout examinée ; rien du côté de l'abdomen qui est souple, partout indolore ; rien du côté du cœur dont les bruits sont normaux et réguliers; rien du côté des centres nerveux ; rien enfin du côté de l'appareil respiratoire, si ce n'est les quelques râles déjà signalés. Il est évident qu'il ne s'agit ni de fièvre paludéenne, ni de pyohémie, ni même de septicémie. — On continue l'usage de la quinine.

Les jours suivants, la température remonte de 37°,5 à 39° et pendant trois jours se maintient entre 39° et 39°,8, puis elle revient à la normale.

Le 25 janvier, le patient se plaint d'un point de côté gauche. On constata du côté de la poitrine les signes d'un léger épanchement pleurétique : souffle, ægophonie, matité, suppression des vibrations vocales. Le 28, nouvelle élévation thermique légère, due sans doute à cette pleurésie. Pendant une période de dix jours, la température oscille de 38° à 38°,3; les signes de l'épanchement s'atténuent rapidement, si bien que le 14 février la résorption en est tout à fait complète.

Du reste la convalescence marche vite. A partir du 16 février, le malade se lève plusieurs heures par jour. Il est bientôt entièrement guéri.

OBSERVATION II (M. Bouveret, *Lyon médical*, 1892)

Marie C..., âgée de 33 ans, admise à l'Hôtel-Dieu le 3 septembre, sortie guérie le 16 octobre 1890. Depuis six mois cette femme a d'abondantes hémorrhagies. A la Charité, où elle est entrée depuis quelques jours, on reconnaît le début d'une fièvre typhoïde et la malade nous est adressée à l'Hôtel-Dieu. La dothiénentérie est à peu près au huitième jour. La malade est baignée malgré ses hémorrhagies, et, dans l'intervalle des bains, on applique des vessies de glace sur l'abdomen. Une grosse tumeur, dure, bosselée, développée aux dépens de l'utérus, s'élève à 5 ou 6 centimètres au-dessus du pubis. Il s'agit de corps fibreux. L'hémorrhagie utérine est peu abondante, mais continue. Quelques râles sonores dans la poitrine. Pouls à 120, égal et régulier. Rien au cœur. Assez forte albuminurie, Température à 40°,6 le soir du huitième jour. Pas de taches rosées. Assez forte diarrhée.

Le 4, apparition des taches.

Le 5, la métrorrhagie diminue sous la double influence des bains et des applications de glace sur le ventre. Les bains sont d'abord à 25°, puis à 20°; vers la fin du traitement, ils sont de nouveau à 25°.

Le 9, l'abdomen est moins météorisé, la diarrhée a beaucoup diminué, et la métrorrhagie a cessé tout à fait. Quelques râles sonores aux bases des poumons.

Le 11, léger érythème des fesses. La température, qui avait notablement baissé pendant quelques jours, se relève de nouveau un peu au-dessus de 39°.

Le 14, l'état général est excellent, il n'y a aucune complication. Encore un peu de diarrhée. — 4 grammes de salicylate de bismuth..

Le 17, l'urine contient encore des traces d'albumine; quelques râles aux bases des poumons; deux ou trois petites pustules d'ecthyma au siège, d'ailleurs rapidement desséchées.

Le 27, l'apyrexie est obtenue ; la température a été normale matin et soir dans la journée d'hier. l'état de la malade est aussi satisfaisant que possible.

Le 1er octobre, dans la matinée, au moment de la visite, dans son lit, avant de s'être levée, la malade est prise d'un violent frisson avec claquement des dents et tremblement des membres. Quelques minutes après le début de ce frisson, la température est montée à 40°, 9 ; la veille au soir elle était à 37°, 2. Le pouls est à 120, faible et dépressible, mais il n'y a pas de refroidissement des extrémités. Un gramme de sulfate de quinine.

OBSERVATION II

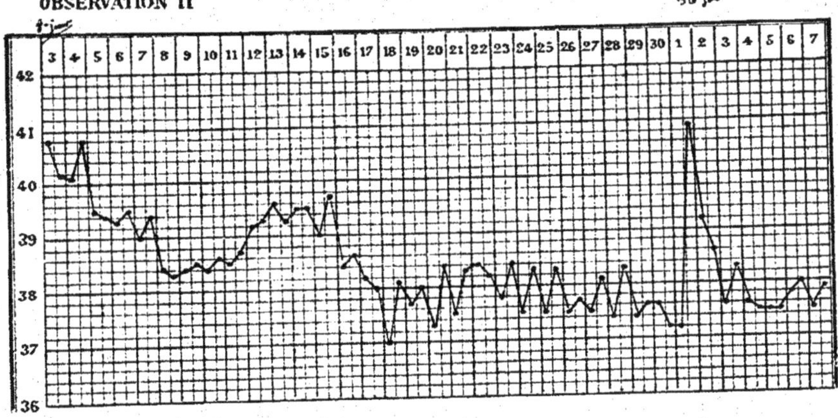

OBSERVATION III

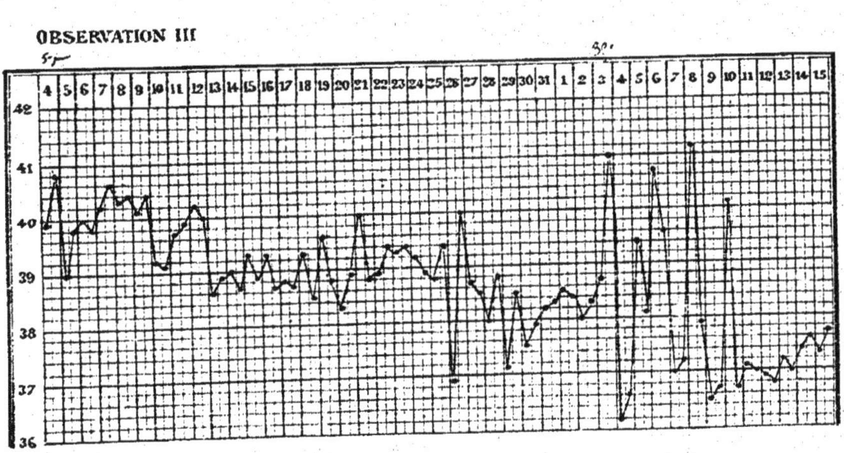

Le 2, la fièvre tombe à 39°,3 le matin et 38°,6 le soir. L'état général est très bon. L'examen de tous les organes ne permet d'y découvrir aucune complication.

Le 3, la température est normale le matin, et le soir elle ne dépasse pas 38°,2. — A dater de ce jour, l'apyrexie définitive est obtenue; deux fois seulement la température atteint 38° et 38°,1.

Le 7, la malade se plaint d'une légère douleur dans le mollet droit qui présente un peu de tuméfaction. — Très probablement il s'agit d'une phlébite. — Immobilité au lit.

Le 16, la malade est complètement apyrétique depuis plus de huit jours. Elle ne souffre plus de sa jambe dont l'œdème a complètement disparu. Elle se considère comme tout à fait guérie, et, malgré nos avis, elle quitte l'hôpital un peu trop tôt.

Nous avons revu la malade en mars 1892. Elle n'a pas eu de rechute ni d'accidents d'aucune sorte après sa sortie de l'hôpital. Elle a joui d'une bonne santé pendant plus d'un an. Seulement, depuis quelques mois, elle a de nouveau d'abondantes hémorrhagies.

OBSERVATION III (M. Bouveret, *Lyon médical* 1892)

Observation III. — M. J..., âgé de 27 ans, admis le 5 décembre 1890, sorti guéri le 18 janvier 1891. Pas d'antécédents qui méritent d'être notés. Depuis les derniers jours de novembre, malaises, maux de tête, courbature. Mais la fièvre parut débuter le 1er décembre; ce jour-là, frissons, prostration, douleurs abdominales, fièvre, séjour au lit. Les symptômes du début persistent et s'aggravent, si bien que le patient est envoyé à l'Hôtel-Dieu pour y être baigné.

Le 5, les symptômes sont bien ceux d'une dothiénentérie au début; il ne manque que les taches. Les sept premiers bains à 24° sont bien supportés, mais ils ne produisent que de très faibles abaissements de la température fébrile.

Le 7, l'état du malade est satisfaisant. Le pouls est à 100, mais la fièvre dépasse 40° et résiste à la réfrigération. — Bains à 20°.

Le 9, même état, bien que le malade frissonne après chaque bain, l'abaissement thermique est peu prononcé. Pouls à 104.

Le 11, accès de délire émotif qui dure un jour et qui éclate à l'occasion de deux décès survenus en quelques heures dans les deux lits voisins de celui du malade.

Le 13, cessation complète du délire. Diarrhée assez abondante. Météorisme prononcé. Très nombreuses taches rosées sur la paroi abdominale. Pouls à 100. La fièvre diminue et le malade saute des bains. Aucune complication. Bronchite typhique très modérée.

Le 14, météorisme diminué ; beaucoup de taches.

Le 16, la fièvre oscille de 38°,5 à 39°,5. Etat général satisfaisant. Très légère hypostase aux bases des deux poumons.

Le 18, le météorisme et la diarrhée ont entièrement cessé. Pouls à 98.

Le 19, l'hypostase augmente un peu à droite; respiration bronchique tout à fait à la base.

Le 23, la respiration bronchique a disparu ; on entend à la base droite des râles sous-crépitants à grosses bulles. Pouls à 100.

Pendant dix jours, du 23 décembre au 3 janvier, la situation du malade est très satisfaisante, il ne prend à peu près plus de bains; tous les symptômes typhiques ont presque complètement disparu ; il ne reste plus qu'un peu de fièvre.

Le 3 janvier, la température du matin est à 38°,6. Dans l'après-midi le patient est pris d'un frisson violent, prolongé, et, le soir, la température est montée à 41°. Pendant la nuit, sueurs abondantes.

Le 4, au matin, la température est tombée à 36°,2. Cette hypothermie ne s'accompagne d'ailleurs d'aucun symptôme inquiétant. Le malade est un peu abattu, mais son facies est excellent et l'examen de tous les organes ne permet de découvrir aucune complication.

Le 5, la température est remontée le soir à 39°,5.

Le 6, sans nouveaux frissons, la température est remontée à 40°,8. Pas de nouveaux symptômes ; pas de complications.

Le 7, apyrexie complète, matin et soir ; la température marque 37° et 37°,2.

Le 8, dans la matinée, frisson d'une extrême violence, avec

claquements des dents et tremblement des membres. Quelques instants après le début de ce frisson, la température est montée à 41°,1. Le patient est angoissé, surtout très inquiet, mais il ne se plaint d'aucune douleur locale. L'examen minutieux du tégument et de tous les organes donne toujours un résultat négatif. L'accès ne dure pas longtemps. Dans l'après-midi surviennent des sueurs copieuses, et, à cinq heures du soir, la température est déjà tombée à 37°,9. Cette chute thermique se continue pendant la nuit.

Le 9, hypothermie qui dure toute la journée : 36°,5 et 36°,7.

Le 10, nouvel accès fébrile avec frisson, mais bien moins intense que le précédent. La température atteint seulement 40°. Cette élévation thermique est d'ailleurs la dernière.

Le 11, température au-dessous de la normale : 37°,1, 37°. Etat général bon et toujours aucune complication locale.

Le 12, hypothermie : 36°,0 et 36°,8.

Les jours suivants, la température se relève à 37°,5 et y reste avec de faibles oscillations. L'apyrexie complète est définitivement obtenue. Alimentation solide.

Le 18, le malade a repris des forces, il se lève depuis plusieurs jours, et se trouve assez rétabli pour quitter l'hôpital.

J'ai revu ce jeune homme plusieurs mois après sa sortie de l'hôpital. La convalescence a été rapide et sans aucun incident.

OBSERVATION IV (M. Bouveret. *Lyon méd.*, 1892).

M. M..., âgée de 23 ans, admise le 2 février, sortie le 20 mars 1892. Cette jeune fille est gouvernante dans une famille dont quatre enfants ont été simultanément atteints de fièvre typhoïde. Elle est la cinquième victime de cette épidémie de maison. Elle a depuis longtemps des palpitations et elle est atteinte de rétrécissement de l'orifice mitral. Au moment de l'admission, cinquième jour de la fièvre : céphalée, un peu de prostration, diarrhée, léger catarrhe bronchique, douleur de la fosse iliaque, hypertrophie splénique, pas de taches, température 40°6, et 40°8. — Bains à 25°.

Le 3, les taches commencent à paraître sur l'abdomen. Les

bains sont bien tolérés, mais ils ne produisent qu'un faible abaissement de la température fébrile.

Le 5, beaucoup de taches. Diminution des symptômes typhiques. État général bon, pas de complications.

Le 9, la défervescence commence ; la température oscille de 38°,8 à 39°,3.

Le 11, même état satisfaisant. Le pouls est à 100. La diarrhée a cessé. T, 38°,4 et 38°,6. La malade n'a pris qu'un seul bain en 24 heures.

Le 15, on constate une légère hypostase aux deux bases ; à gauche il y a un peu d'épanchement pleurétique. La malade accuse une douleur de ce côté. Le développement de cette complication s'accompagne d'une élévation de la température qui cependant ne dépasse pas 39°,2.

Le 20, résolution de l'hypostase et résorption manifeste de l'épanchement. En même temps la fièvre diminue beaucoup.

Pendant quatre jours, du 21 au 24, apyrexie complète.

Du 25 février au 7 mars, nouvelle période fébrile qui a tous les caractères d'une rechute et qui s'accompagne d'une nouvelle éruption de taches rosées. Cette rechute est de peu de gravité : pas de symptômes typhiques graves, aucune complication, état général très bon.

Le 7 mars, la température est normale, matin et soir.

Le 8, dans la matinée, pendant la visite, la malade est prise d'un fort frisson avec tremblement des membres et claquement des dents, et la température monte à 40°,3. Sueurs pendant la nuit.

Le 9, la température est à 38°,4. L'état général est toujours très bon, et il est impossible de découvrir aucune complication. Le souffle pleurétique n'a pas reparu.

Du 9 au 18, la courbe présente quelques oscillations irrégulières, puis revient à la normale. Pendant les 16, 17 et 18 mars, apyrexie complète.

Le 19, deuxième frisson, moins intense que le premier. Cet accès fébrile est également plus court et et la température ne dépasse pas 39°,5.

Le 20, la température est de nouveau normale matin et soir. A dater de ce jour elle ne dépasse plus 38°. L'apyrexie est définitive et la guérison est complète.

OBSERVATION IV.

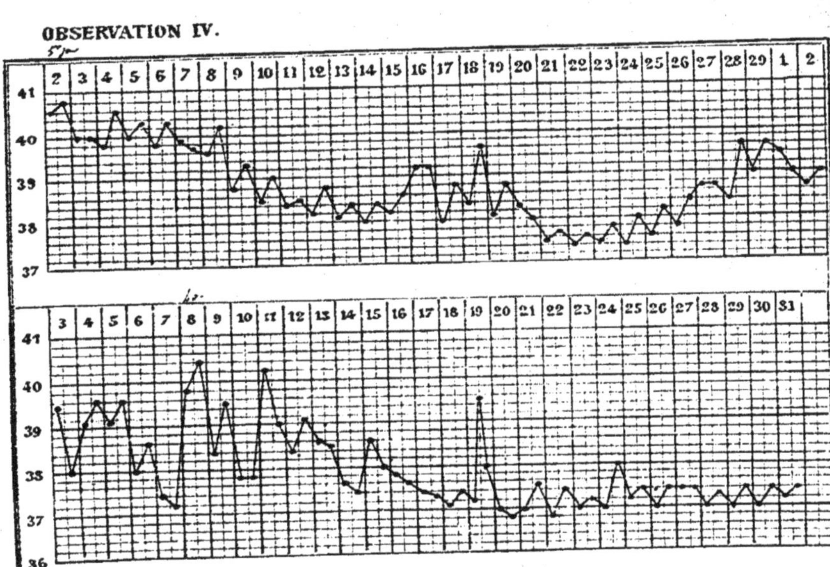

La malade quitte l'hôpital le 30 mars, en très bon état. Elle n'a pas plus de palpitations qu'avant sa fièvre. Pendant toute la convalescence le pouls a été plutôt ralenti qu'accéléré.

OBSERVATION V

Due à l'obligeance de M. le professeur Bard.

Villard, Eugène, 22 ans. Hospice de l'Antiquaille Saint-Pothin. Salle Saint-Pierre, lit n° 18. Entré le 8 août 1894, sorti le 10 octobre. Traitement de Brand.

Père et mère bien portants. Pleurésie droite à 10 ans, pas d'autre affection. Bonne santé habituelle.

Il y a onze jours, le malade se plaignit d'une constipation intense, sans céphalée, sans épistaxis, ni douleurs lombaires ; un peu de courbature. Ensuite apparut une fièvre intense avec douleurs abdominales et diarrhée.

8 août. — Actuellement, le malade n'a ni céphalée, ni douleurs lombaires. Pas d'appétit. La langue est pointue, rouge sur les bords ; enduit nacré sur les gencives. Diarrhée abondante et fétide, huit à dix selles par jour.

L'abdomen est ballonné ; douleurs violentes et gargouillements dans la fosse iliaque droite. Taches rosées nombreuses. Matité splénique très étendue.

Toux légère avec expectoration peu abondante, visqueuse.

A l'auscultation, quelques sibilances et quelques râles sous-crépitants disséminés et fugaces.

Bruits du cœur normaux. Pouls 92.

Température, hier soir 40° ; ce matin 39°2.

23 août. — La diarrhée persiste depuis l'entrée ; hier, elle a un peu diminué. Dès le 14, il s'est produit une rechute sans cause apparente : il n'y avait pas eu d'imprudence alimentaire, le malade avait seulement reçu des visites. Il existe un peu de météorisme, pas de douleurs ni de gargouillements. On constate encore de nombreuses taches rosées. La langue est dépouillée, d'un rouge vif. Douleurs vives dans les pieds depuis deux jours.

L'appétit est intense. Le malade n'a pas eu de glace sur le

ventre ; il prend depuis deux jours du salicylate de bismuth. La toux est modérée, pas d'expectoration.

25 août. — Depuis deux jours, applications de glace sur l'abdomen ; la diarrhée a immédiatement disparu, et il n'y a pas eu de selle depuis avant-hier.

Les douleurs des pieds sont très vives. L'abdomen est plus souple, encore un peu météorisé ; léger gargouillement, pas de douleur.

Les taches rosées sont nombreuses, très apparentes.

Les gencives sont enflammées et saignantes au niveau d'incisives cassées et cariées à la suite d'un traumatisme ancien.

8 septembre. — Le malade a mangé il y a quinze jours une pêche qu'on lui avait apportée et on a surpris à diverses reprises des fruits qui lui étaient apportés, mais qu'il affirme n'avoir pas mangés. Il a eu hier soir un grand accès fébrile à 40°.

Pas de trace d'escharre, ni de lésions cutanées. Le malade ne se plaint pas de douleurs dans le bas-ventre et l'exploration ne révèle rien d'anormal. Il n'y a plus ni toux, ni expectoration, ni diarrhée.

13 septembre. — Le malade a présenté des poussées fébriles irrégulières sans frissons et sans qu'il accuse de douleur nulle part.

La langue est normale, l'appétit intense. L'abdomen est souple non douloureux. On constate un peu de gargouillement dans la fosse iliaque droite, mais peut-être dû aux lavements qu'on donne pour faciliter les selles. Encore quelques vestiges de taches rosées.

15 septembre. — Le malade n'a éprouvé aucun frisson et ne signale toujours aucune douleur. On permet des œufs sans pain.

18 septembre. — Le malade n'éprouve toujours aucune douleur, et l'on ne constate rien d'anormal en dehors de la température.

L'abdomen est souple, sans taches rosées. Les selles doivent être aidées quelquefois par des lavements.

La langue est normale, l'appétit intense.

Rien d'anormal à l'auscultation du poumon, non plus qu'à l'examen du cœur.

La matité splénique occupe sur la ligne axillaire trois travers de doigt. La percussion n'est pas douloureuse.

22 septembre. — Le malade prend du pain avec les œufs, depuis huit jours. On permet aujourd'hui le poulet.

Légère toux, sans dyspnée, ni point de côté ; elle n'a pas subi d'augmentation récente.

Depuis deux jours il y a eu de légères épistaxis. Le crachoir renferme quelques crachats sanieux sans qu'on puisse bien savoir quelle est leur origine.

Le malade a fréquemment des sueurs profuses surtout nocturnes, et provoquées par le sommeil ; elles existeraient depuis longtemps même avant la maladie.

L'auscultation ne dénote rien d'anormal ; tout au plus pourrait-il y avoir à gauche un peu d'obscurité sous la clavicule.

Il n'existe toujours aucune douleur.

Depuis le 13 le malade prend chaque jour 0 gr. 50 de sulfate de quinine.

29 septembre. — Les crachats examinés le 25, ne contiennent pas de bacille de la tuberculose.

L'état est stationnaire. Le dernier accès a eu lieu comme les précédents sans frisson.

Depuis le 27 on a supprimé le sulfate de quinine ; on donne à la place 3 gr. de salicylate de bismuth.

3 octobre. — On supprime le salicylate aujourd'hui. Le malade n'accuse toujours aucune douleur. L'appétit est bon, la langue normale. Les accès fébriles persistent ; le sommeil provoque des sueurs sans rapport avec l'accès.

4 octobre. — L'alimentation a été poursuivie, sans préoccupation de la température. Actuellement l'appétit est bon, les digestions faciles ; néanmoins on ne constate pas le retour de l'embonpoint ni des couleurs.

L'auscultation n'indique rien d'anormal aux sommets ; à la base un peu de matité, et de plus la respiration y est un peu moins ample (pleurésie ancienne). Sous la clavicule gauche, l'expiration est un peu soufflante, sans râles.

Rien d'anormal au cœur.

18 octobre. — La température est absolument normale depuis dix jours. Avec la disparition de la fièvre, l'amélioration de l'état général a été très rapide, la reprise de l'embonpoint très apparente. On n'a constaté aucun phénomène particulier au moment de la disparition de la fièvre, malgré l'attention attirée sur ce point.

19 octobre. — Le malade part à la station de convalescents, à Lonchêne. En face de ces élévations thermiques, M. le professeur Bard songe à un abcès profond de siège indéterminé.

OBSERVATION VI

(Recueillie sur nous-même par le dévoué Dr Phélisse)

A. J..., élève à l'Ecole du service de santé militaire, à Lyon. 21 ans. A eu au mois de janvier de la même année une entérite, au mois de février une scarlatine. Ces deux affections n'ont laissé aucune trace.

A la fin de l'année scolaire, après de grandes fatigues, le 19 juillet 1894, au soir, le sujet éprouve de la céphalalgie, des frissons, des vertiges ; la nuit se passe sans sommeil.

Le 20, entrée à l'infirmerie, où le diagnostic reste en suspens pendant plusieurs jours.

Les jours suivants, il persiste une céphalalgie intense, de l'insomnie. Survient une épistaxis, de la diarrhée, pas encore de taches rosées. Inappétence à peu près complète.

Le 25 au soir, 39°,6.

Le 26, le malade est envoyé dans sa famille ; il doit subir un voyage de quinze heures en chemin de fer.

Le 27, il s'alite définitivement. La fièvre est à 39°,7, température prise sous l'aisselle pendant toute la maladie.

Le 28, une tache lenticulaire ; gargouillement dans la fosse iliaque. Pouls 80. Pas de diarrhée. Benzonaphtol, 4 gr. Pas d'autre alimentation que du lait.

Le 30, insomnie persistante, sans autre symptôme marqué. Selles moulées. Taches lenticulaires plus nombreuses. Bain tiède à 30°, refroidi progressivement jusqu'à 28°.

Le 31, deux selles diarrhéiques. Deux bains tièdes.

1er *août.* — Courbature pénible. Cinq à six selles diarrhéiques. On continue le benzonaphtol et deux bains à 28° par jour.

4 *août.* — La diarrhée continue avec 4 à 5 selles par jour. Il survient deux ulcérations du voile du palais : collutoire borato-glycériné — On donne 0gr. 50 de sulfate de quinine.

6 *août.*— Pas de selles depuis hier. Sensation douloureuse dans le flanc gauche : hypertrophie et sensibilité de la rate. Délire léger cette nuit.

7 *août.* — Selles moulées, délire léger. L'éruption de taches rosées s'est généralisée : on en voit sur l'avant-bras et le bras. Les ulcérations du voile du palais se détergent et commencent à se cicatriser.

8 *août.* — Le délire s'accentue ; le malade a des hallucinations, durant plusieurs heures au milieu de la nuit il n'a cessé de pousser des cris d'appel violents ; il s'est livré à des mouvements extravagants. On a dû le maintenir dans son lit.

9 *août.* — Congestion à la base du poumon droit. On continue les bains tièdes.

10 *août.* — La congestion pulmonaire est disparue. Nuits toujours mauvaises : délire, insomnie. Ce matin, sous l'empire d'une idée de persécution, le malade a profité d'un défaut de surveillance pour s'enfuir hors de la maison, après avoir descendu deux rampes d'escalier. Il a été ramené aussitôt.

Le délire et les hallucinations persistent le jour : visage anxieux, tremblement des membres, carphologie.

11 *août.* — La nuit délire d'action, cris violents. Selles involontaires. Urine peu abondante. Enveloppements dans un drap mouillé d'eau fraîche, pendant une heure, chloral.

12 *août.* — Les enveloppements ont amené dans la journée d'hier un peu de calme et même de sommeil. La nuit le délire d'action recommence : le drap mouillé n'agit plus. Souvent le malade tient ses bras étendus avec raideur dans une attitude cataleptoïde. Le matin, les deux bras sont contracturés en exten-

sion, ainsi que les doigts, les mains sont fléchies sur les avant-bras. Bromure de potassium, 1 gr.; chloral, 2 gr.

13 *août*. — Nuit extraordinairement agitée de 11 heures du soir à 6 heures du matin : plusieurs personnes sont nécessaires pour maintenir le sujet, on est obligé de le garotter. L'enveloppement mouillé ne donne pas de calme.

Dans la journée le calme renaît; le délire et les hallucinations persistent P. : 98. Le cœur est régulier, les battements bien frappés. T. : 38°.

Ce matin, somnolence, avec réveils en sursaut. Contracture des maxillaires.

Dans la journée, le malade est pris de raideur tétanique généralisée qui dure quelques heures. A certains moments la respiration se suspend et le visage devient cyanique. Hyperesthésie douloureuse des membres. Le sujet rejette tout ce qu'on lui présente. Vers 5 heures du soir, cet état se calme. T. 37°8.

15 *août*. — Nuit calme, avec idées délirantes très variées. La contracture des membres disparaît par instants. Il persiste surtout des mouvements convulsifs du maxillaire inférieur : con traction et relâchement alternatifs des masséters.

On continue les enveloppements dans le drap mouillé deux ou trois fois par jour. On continue toujours le benzonaphtol, le chloral, deux à trois litres de lait par jour, de la limonade vineuse et du vin.

16 *août*. — La raideur des membres a disparu; mâchonnement continuel. Paroles incohérentes. Selles moulées. Le malade prend des potages. Trois enveloppements mouillés. Chloral.

18 *août*. — Les contractions du maxillaire ont disparu. Journée et nuit tranquilles. Quelques paroles incohérentes. T. 36°,5.

22 *août*. — Plus de délire dans la journée. Les nuits sont assez tranquilles, quoiqu'il y ait encore très peu de sommeil. Le malade prend des potages, des œufs.

24 *août*. — La température est remontée à 40°. Malgré cela plus de délire violent. Diarrhée légère. Pas de signe de complication : simple congestion légère à la base gauche. On reprend

les enveloppements interrompus. Benzonaphtol. Diète lactée. Sulfate de quinine.

26 *août*. — Diarrhée légère continue. Hier soir, douleurs dans la cuisse et la jambe gauches. Ce matin, sensibilité sur le trajet de la veine fémorale gauche.

27 *août*. — Délire calme la nuit. A partir de midi, agitation violente, selles ranhéiques involontaires. A 3 heures du soir, raideur et immobilité de tout le corps, attitudes cataleptoïdes avec fixité du regard, mutisme, contraction des mâchoires. Eruption nouvelle de taches lenticulaires. La cuisse gauche est un peu gonflée. P. : 130. T. : 39°.

28 *août*. — Délire violent jusqu'au matin. La cuisse reste un peu gonflée ; pas de tuméfaction de la jambe ni du pied.

29 *août*. — Délire violent toute la nuit; deux selles diarrhéiques, les symptômes de phlébite ont complètement disparu. Les taches rosées pâlissent et disparaissent. T. 38,7, P. 108. Le soir, délire violent, continuel selles involontaires.

30 *août*. — Nuit agitée. Le délire persiste le jour. Diarrhée continue.

31 *août*. — Délire nocturne. Urines involontaires. Selles moulées. T. : 37°,8.

1er *septembre*. — Nuit calme ; le malade a pu dormir un peu. Journée bonne. A 4 heures du soir se déclare un frisson, et quelque temps après, avec une selle, il se fait une légère hémorrhagie intestinale. Potion d'ergotine 2 gr. avec extrait thébaïque 0 gr. 05.

2 *septembre*. — Nuit calme. Le matin tendance à la syncope, la vue est troublée, le visage refroidi et pâle. Pouls petit. Pas de bourdonnements d'oreilles. On administre du champagne, du café, de l'alcool, du quinquina. On a cessé hier les enveloppements froids. Pas de selles.

3 *septembre*. — Sommeil entrecoupé de cauchemars.

4 *septembre* — Dans la nuit du 3 au 4, violent accès de fièvre précédé de frissons. Selles moulées ramenant une petite quantité de sang pur. Le délire a disparu ; le sommeil réapparaît avec des cauchemars.

5 *septembre.* — La température est descendue ce matin à 35°,8. Journée tranquille. Sueurs abondantes. Pas de selle. apparaît quelques vésicules d'herpès labial.

6 *septembre.* — Nouvel accès de fièvre cette nuit. Ce matin la température est à 37°,6 ; sueurs abondantes. Une selle solide dans la journée.

7 *septembre.* — Nuit assez tranquille. Plus de délire. Sommeil entrecoupé de cauchemars. Sulfate de quinine 0 gr. 70.

8 *août.* — Léger accès de fièvre dans l'après-midi, suivi de transpiration abondante. Les vésicules d'herpès se dessèchent.

9 *août.* — Sommeil toujours un peu agité. Une selle moulée par jour, rendue par lavement, avec quelques membranes formées de mucus concrété.

10 *août.* — Un accès de fièvre a débuté hier dans l'après-midi vers 3 heures et a duré jusqu'à ce matin. Sommeil agité. A 11 heures du soir, surviennent des sueurs profuses ; on change trois fois le linge du malade jusqu'au matin. Une selle rendue par lavement. Sulfate de quinine.

Ce soir, vers 3 heures après midi, frisson violent qui dure une heure entière. A 5 heures 1/2, 40°,3 sous l'aisselle P: 120 Pas de signe de complication cardiaque, pulmomaire ou intestinale ; pas de trace d'abcès.

11 *août.* — Ce matin, calme réapparu. P : 80. T 35°, 6. Sulfate de quinine 1 gr. en quatre cachets de quart d'heure en quart d'heure. Sueurs abondantes. Pas de selle.

12 *août.* — Nuit paisible. Sueurs continuent. Une selle moulée hier soir. Ce matin, T : 35°, 7. P : 72. Sulfate de quinine, 0 gr. 50.

13 *août.* — Une selle moulée. Sueurs abondantes.

14 *août.* — La nuit a été un peu agitée. Deux jaunes d'œufs dans du bouillon.

Un accès de fièvre avec frissons débute vers 11 heures. A midi, T : 39°, 4 ; à 4 heures, 38°, 4.

4 3 6 8

0 to r

23 24 25 28 29 1 2 3 4 5 6 8 9 10 11 12 3 4 15

70. 83

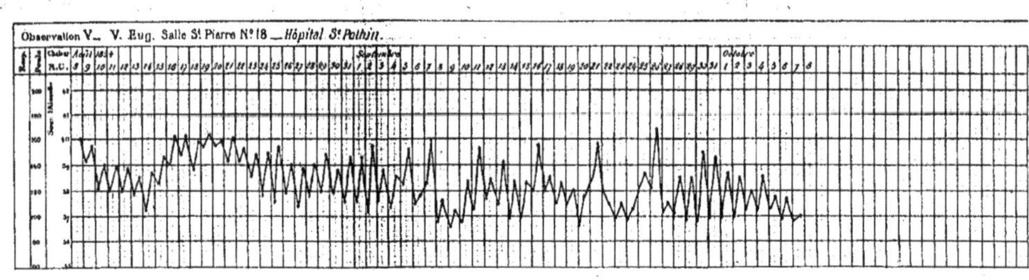
Observation V — V. Eug. Salle St Pierre N° 18 — Hôpital St Pothin.

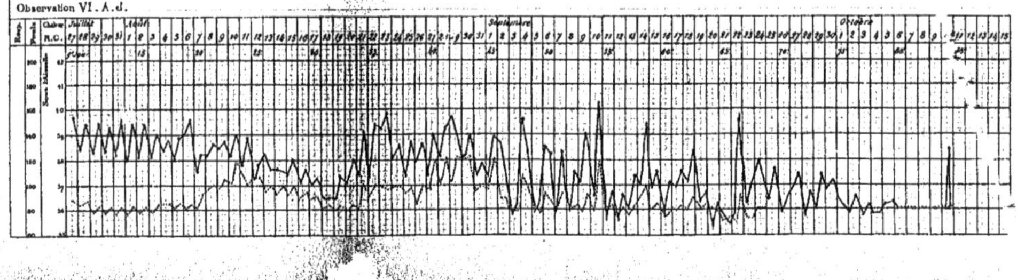
Observation VI. A. J.

15 août. — Quelques coliques. Une selle rendue par lavement Plus de sueurs. Régime : lait, bouillon, œufs. Sulfate de quinine, 1 gramme.

23 août. — Le malade ne va à la selle que par lavement glycériné. Il prend un peu de volaille depuis trois jours. Sulfate de quinine, 0 gr. 50.

Hier soir, un accès de fièvre.

24 août. — Dans la nuit, un accès de fièvre, de minuit à 6 heures. On n'a pas pris la température pendant l'accès. A 6 heures on trouve encore T : 38°. Elimination d'abondantes membranes par les selles.

27 août. — Pas de selle. L'appétit s'accroît constamment. Sulfate de quinine 1 gr.

29 août. — Hier, selles abondantes avec fausses membranes. L'appétit devient de plus en plus intense. On varie un peu l'alimentation en y ajoutant de la viande. La constipation cesse.

1er octobre. — La convalescence est en bonne voie. On ne peut satisfaire l'appétit du malade, qui réclame constamment à manger.

On commence à le lever sur une chaise; il est incapable de se tenir debout, et se fatigue vite hors du lit.

10 octobre. — Le malade commence à marcher; mais après une légère station debout, les jambes enflent rapidement. L'obnubilation intellectuelle s'efface peu à peu.

11 octobre. — Après une première sortie au soleil, léger accès fébrile, très court.

1er novembre. — Le sujet est complètement rétabli. L'œdème des membres inférieurs a persisté jusqu'à ce jour.

A aucune époque de la maladie, il n'a été trouvé d'albumine dans les urines.

CONCLUSIONS

I. On observe, au moment de la défervescence de la fièvre typhoïde, un accident rare caractérisé par de grands accès fébriles semblable à ceux de la malaria, s'accompagnant comme ceux-ci de frissons et de sueurs.

II. L'examen clinique ne permet pas de les rapporter à une altération anatomique localisable.

III. Ils ont une allure assez spéciale pour qu'on puisse les distinguer des complications ordinaires de la convalescence.

IV. Ils sont imputables soit à une infection secondaire très bénigne, soit plutôt à une anomalie d'évolution du processus typique.

V. L'issue en est bénigne, bien qu'ils revêtent la forme d'une complication grave. Ils retardent simplement la convalescence.

POUR LE DOYEN :

L'assesseur,

R. LÉPINE

Vu, bon à imprimer :

LE PRÉSIDENT DE THÈSE,

BARD

LE RECTEUR,

A. COMPAYRÉ

Lyon, le 28 novembre 1896.

INDEX BIBLIOGRAPHIQUE

BERNHEIM. — Leçons cliniques 1877. Revue médicale de l'Est 1874.

BOURNEVILLE. — De quelques causes des irrégularités de la temp. dans la f. typh. Gaz. Hôpitaux, 1874.

BOUVERET. — Sur les grands accès fébriles de la défervescence de la fièvre typhoïde. Lyon médical, 1892.

BROUARDEL. — Traité de médecine et de thérapeutique.

CARVILLE. — Température dans la f. thypoïde. Thèse, Paris, 1872.

CHARVOT. — Température dans la convalescence de la fièvre thyphoïde. Thèse, Paris 1872.

FERJAT. — Constipation et phénomènes toxiques qu'elle provoque. Thèse, Lyon 1890.

GRIESENGER. — Traité des maladies épidémiques. Traduction Lemattre, 1870.

HUTINEL. — Etude sur la convalescence et les rechutes de la f. typhoïde. Thèse d'agrég. Paris 1883.

JACCOUD — Cliniques médicales de la Pitié 1883, 1884.

LABASTE. — De quelques complications de la convalescence de la f. typhoïde. Thèse, Lyon 1893.

MURCHISON. — Traité de la fièvre typhoïde. Traduction 1878.

E. PAILHAS. — Les élev. de temp. à long intervalle. Thèse Paris, 1886.

G. Pailhas. — Sur un cas de grands accès fébriles de la défervescence de la f. typhoïde. Languedoc médical, 1892.

Polguère. — Infections secondaires, leurs localisations au cours de la f. typhoïde et de la pneumonie. Thèse, Paris 1888.

Racle. — Traité de diagnostic médical.

Robin. — Leçons cliniques et thérapeutiques. Paris 1895.

Sorel (F.) — De l'intoxication palustre dans ses rapports avec la f. typhoïde. Revue de méd. et chir. Paris 1880.

Vignon. — Variations de temp. dans la f. typhoïde au moment de l'alimentation. Thèse, Paris 1881.

Wunderlich. — Traité de la température dans les maladies.

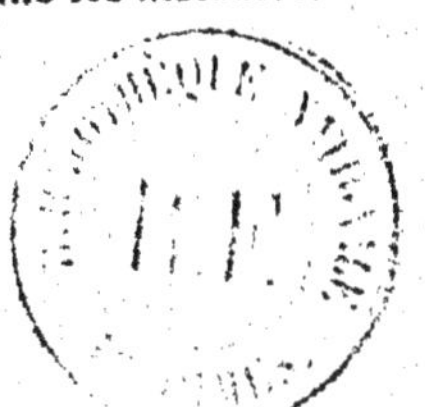

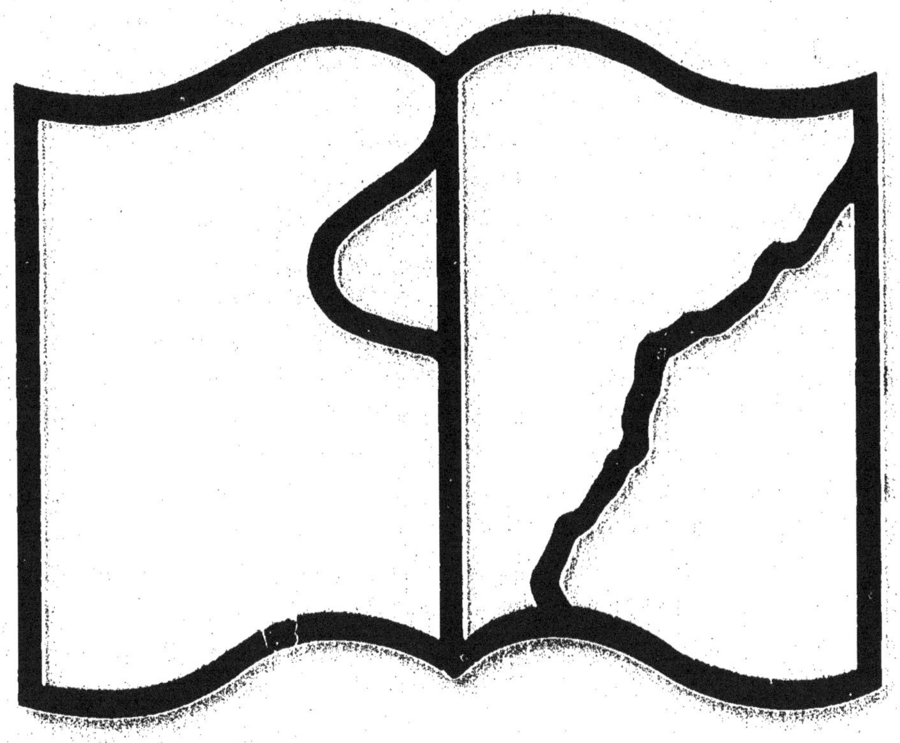

Texte détérioré — reliure défectueuse

NF Z 43-120-11

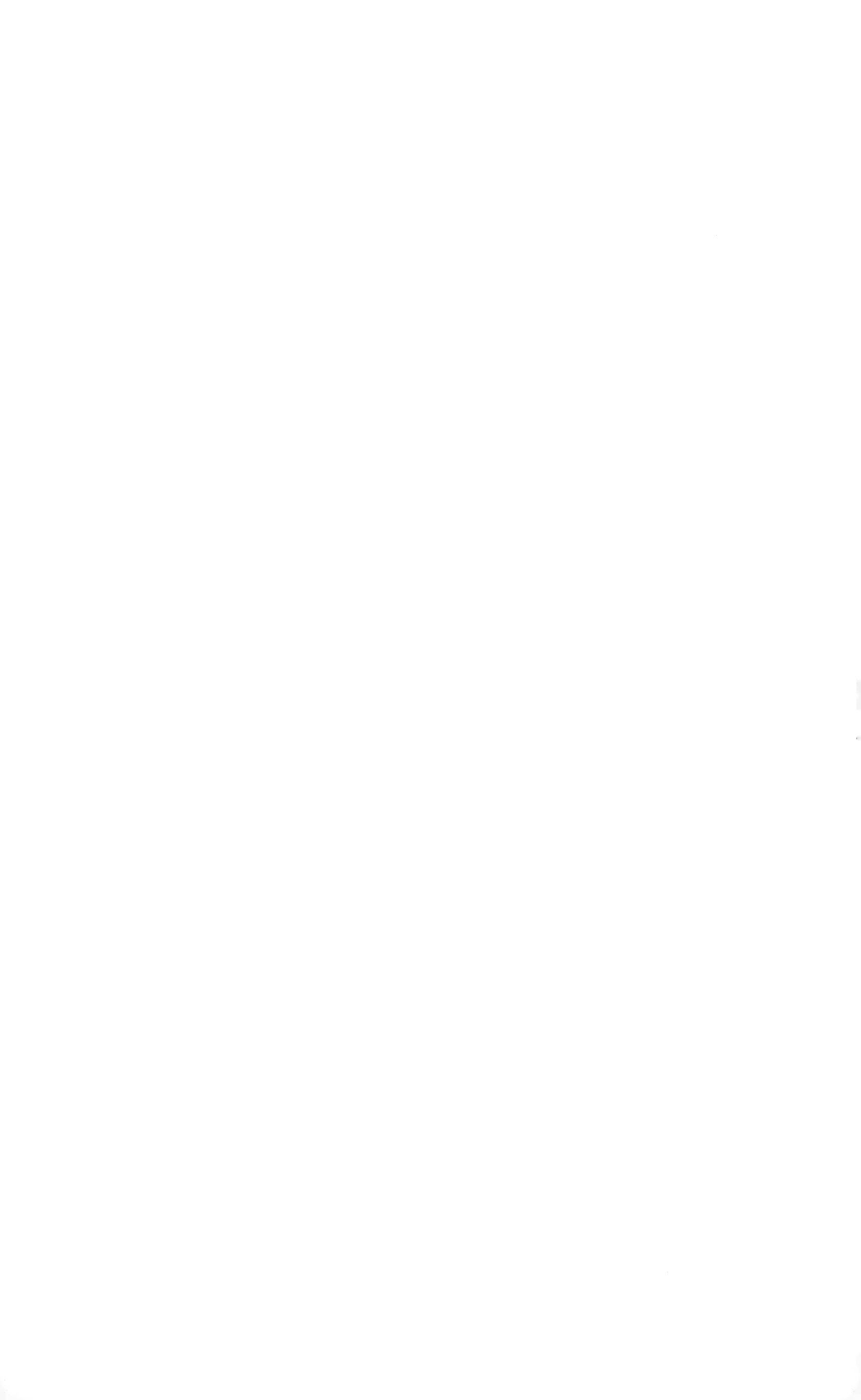

www.ingramcontent.com/pod-product-compliance
Ingram Content Group UK Ltd.
Pitfield, Milton Keynes, MK11 3LW, UK
UKHW012103240726
13965UKWH00004B/1503